医療経営士のための現場力アップシリーズ❼

今すぐできる!

患者が集まる接遇術

白《ル》梅《レーブ》英子

JMP
日本医療企画

《医療経営ブックレットとは》

◆ コンセプト

本書は、医療経営における様々な問題や課題を解決するために、効率的な学習を進めるためのブックレットです。必要とされる知識や思考法、実践能力、備えるべき価値観等を習得することを目的としています。

◆ テーマ設定

日常業務に役立つ実践的なテーマから、中長期的な視点や幅広いアプローチが必要となる経営手法、さらには医療のあり方や社会のあり方といった倫理・社会学的なテーマまで、医療経営に必要とされる様々なテーマを取り上げています。

◆ 読者対象

医療経営士をはじめ、医療機関に勤める方や医療機関と関わりのある他業種・団体の方、さらに医療経営について学んでいる方を主な読者対象としています。

◆ 使い方

勉強会や研究会の教材としての利用が効果的です。示された事例や課題について、グループワークや討論を重ねながら、問題解決に向けた具体策と能力を習得し、医療経営に役立てられることを期待しています。

《医療経営士とは》

医療機関をマネジメントする上で必要な医療および経営に関する知識と、経営課題を解決する能力を有し、実践的な経営能力を備えた人材として、一般社団法人日本医療経営実践協会※が認定する資格です。

※一般社団法人日本医療経営実践協会　http://www.JMMPA.jp/

はじめに――「患者様」から「患者さん」へ

「患者様」という呼称は、厚生労働省の「国立病院、療養所における医療サービスの質の向上に関する指針」（2001〔平成13〕年）の通達の中に、「患者を呼称する際、原則として姓名に『様』を付けることが望ましい」という記載によって、全国的に広がりました。その後の医療界の環境変化は目まぐるしく、特にここ数年は団塊の世代のリタイアが現実のこととなり、医療も介護も「在宅」がキーワードになっています。超高齢社会を迎え、今後、医療と生活がますます密接になることが予想されます。

そのような状況の中で、最近、医療機関では「患者様」という呼び方を見直す動きが広がっています。その主な理由は、次のとおりです。

①「患者」という名称は「患った者」という意味であるため、この言葉に尊敬語である「様」をつけるのは、日本語として問題がある。（2006〔平成18〕年、京都大学病院）

②患者へのアンケートによると「患者さん」で十分という意見が7割に上る。（2007〔平成19〕年、西日本新聞）

③ホテルにおける客と従業員との関係とは異なり、患者と医療者は対等な関係であるべきである。（2009〔平成21〕年、群馬保険医新聞）

④一部の人から「誤った権利意識」「強い消費者意識」を助長していると指摘があった。

患者さんに接するときにもっとも大切なのは、ホスピタリティ精神だと私は思います。相手と対等な関係で寄り添うという意味においても、「患者さん」という表現が適切なのではないでしょうか。これらを考慮し、本書では「患者様」ではなく「患者さん」と表記しています。

2013年11月

白《ル》梅《レーブ》 英子

目次

●著者プロフィール

白梅 英子（しらうめ・えいこ）

ル レーブ

福岡県久留米市出身。金融機関で窓口業務、秘書業務を経験後、専門学校で秘書科常勤講師として勤務。2000年、ル レーブ設立。顧客志向の組織づくりと女性のキャリアデザインを支援している。自治体、企業、医療・介護福祉施設における、接遇・マナー、コミュニケーションをテーマとしたセミナー・研修の講師として実績多数。

§1

SECTION

医療従事者に求められる接遇

§1　医療従事者に求められる接遇

医療従事者に求められる接遇の要点

1　接遇に対する意識の変化

日本の医療現場に「医療サービス」「患者接遇」という言葉が登場してから、多くの医療機関は「患者中心の医療の提供」を目標に掲げました。単に病気を治療するだけでなく、快適な医療サービスを受けられることを求められるようになったからです。

このころから「患者さん」を「患者様」と呼ぶようになり、「患者様のために」「患者様の立場に立って」という言葉が盛んに使われるようになりました。当時から、「現場は忙しくてそれどころではない」「病院は病気を治すところだから、患者はお客様ではない」という反論もありましたが、患者満足を目指した経営をしなければ、医療機関の生き残りをかけた競争に負け、淘汰されてしまう時代になったことの現れと言えるでしょう。

現在、生活習慣病による慢性疾患の患者増加により、継続的に通院を余儀なくされるケースが増えてきたことも、医療従事者と患者の関係がフラットになった要因の1つだと考えられます。

正確な情報に基づいて、自己責任で検査や治療などの医療行為を選択することができるインフォームド・コンセントという概念も広がり、病気を治すためには、医療従事者と患者がお互いを人間として信頼し合える関係づくりが必要となりました。

患者さんが急性疾患の場合は、病気を治すことが最優先ですが、病状が安定すると、本人も家族も医療機関のさまざまなサービスが気になってきます。したがって、患者さんが医療機関を選ぶ基準は、病気の治療だけでなく、自分を一人の人間として大切に扱ってくれるかどうかが重要になります(ときには病気回復よりも、後者が重要になる場合すらあります)。

2 接遇の精神とは?

患者さんが求める快適性とは、待ち時間の短縮や設備を整えるなどの物理的なことだけではありません。プライバシーに対する配慮や挨拶、医療従事者の表情や言葉遣いなどにも気を配ることを含んでいます。元気な人に接するとき以上に細かい心配りが必要です。患者さんは自分がどのように扱われているのかを、医療従事者の言葉、態度、表情などから判断します。「大切な人として丁寧に扱われているか、ぞんざいに扱われているか」は、相手の接遇を見ればすぐにわかります。

接遇には、「人と接する場面で、相手を遇する(もてなす)」という意味があります。接遇とは、自分以外の相手を思いやることなので、家族間でも配慮が必要です。

接遇の精神とは、ホスピタリティ精神のことです。ホスピタリティとは、お互いに対等な関係で、個人の尊厳と誇りを持って関わることです。相手と対等であり、相手の気持ちを察し、自分の意思で行動することであり、単なるおもてなしとはちょっと意味合いが異なります。

ホスピタリティの語源はホスピスです。現在、ホスピスは、がんの終末期病棟のことを指しますが、もともとは旅人を宿泊させる小さな教会を指していました。ホスピスはホスピタル(病院)の語源でもあります。

接遇・マナーの講師の多くが「接遇は、心も形も大切だ」と言いながら、形の解説ばかりしてきたので、「接遇=堅苦しいもの」と感じる人が多いのかもしれません。私は心も形も両方そろって、初めて相乗効果があると確信しています。

医療従事者としてのプロフェッショナルの条件

1　プロフェッショナルとしての３つの条件

ここで、医療従事者として患者さんによい印象を与え、信頼を得るために必要な、プロフェッショナルの3つの条件を挙げます。

①知識

医師であれば各専門分野の医学知識、看護師であれば看護の専門知識や医学の基礎知識、受付であれば医療事務、診療報酬の知識など、職種によって求められる知識は異なります。もちろん、社会人としての一般常識も含まれます。

②技術

医師であれば手術の技術、看護師であれば注射の仕方、受付であれば電話応対やクレーム対応など、知識と同様、求められる技術は職種によって異なりますが、どの職種にも必要な共通の技術として、コミュニケーションスキルがあります。

③態度

態度とは、自分が持っている知識や技術をどのように相手に伝えるかということです。1）身だしなみ、2）表情、3）挨拶、4）立ち居振る舞い、5）言葉遣いという5つの非言語、言語メッセージを使って表現します。

図表１　プロフェッショナルの条件

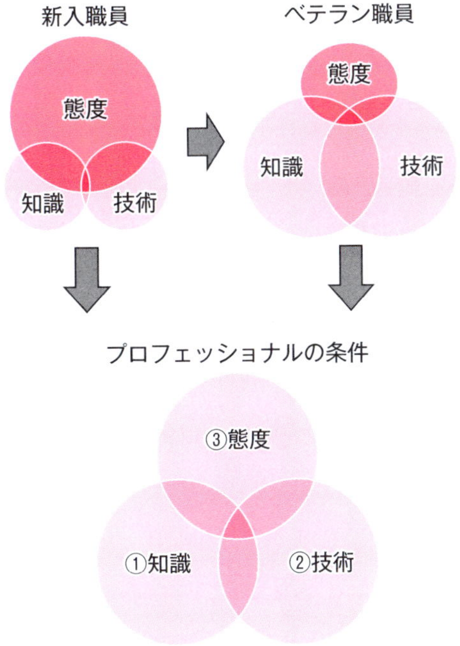
新入職員
態度
知識
技術
ベテラン職員
態度
知識
技術
プロフェッショナルの条件
③態度
①知識
②技術

2　医療機関における接遇の重要性

医療機関は専門職の集合体です。資格取得のためにも、知識と技術を習得するのは当たり前ですが、プロフェッショナルにとって一番大切なことは、自分の持っている知識や技術を患者さんに提供するときの態度だと思います。医療の知識や技術が素晴らしいものだとしても、謙虚さがなく、自分のことしか考えていないような医療従事者はプロとして失格です。

また、態度の良し悪しを決めるのは、本人ではなく、提供される相手、つまり患者さんだということも、忘れてはいけません。

たとえば、新入職員のときは、持っている知識や技術は少ないので、一生懸命さを態度で示します。しかし、ベテランになってくると、知識や技術は蓄積されますが、相手に伝えるときの丁寧さ、親切さなどを忘れてしまいます。知識、技術、態度がバランスよく備わっていることが、「プロフェッショナルの条件」なのです（**図表1**）。

医療もサービス業ですが、ほかのサービス業とは大きな違いがあります。それは、医療は人の命に携わる仕事であるということです。信頼できる人にしか、命は預けられません。

医療機関は確かに忙しい職場かもしれませんが、この忙しさが蔓延することが問題なのです。ホスピタリティの心なしに患者さんと接しても、相手に不快感を与えてしまいます。「病は気から」という言葉どおり、治る病気も治らなくなってしまうことすらあるでしょう。

「挨拶をする」「表情に気を配る」など、当たり前のことをきちんと実践するのは、意外に難しいことです。だからこそ、日々意識して客観的に自分を見つめ、改善していくことが成長につながります。

自分の成長は、相手に変化をもたらします。自分が忙しいときでも、一瞬でよいので、相手を思い、穏やかな笑顔で接することができる人が、真のプロフェッショナルと言えるでしょう。

§2

SECTION

患者さんに信頼される接遇のポイント

§2　患者さんに信頼される接遇のポイント1

身だしなみ

Q&A

Q. 身だしなみは、なぜ大切なのでしょうか？

A. 第一印象は見た目で判断されます。

また、身だしなみは、個人だけでなく、所属する組織の評価につながる場合もあり、注意が必要です。

第一印象が大切だということはわかっているのに、私たちは、身だしなみに無頓着だと思いませんか？

「身だしなみ」とは「身のまわりについての心がけ。頭髪や衣服などを整え、言葉や態度をきちんとすること」で、「おしゃれ」とは「身なりや化粧を気の利いたものにしようと努めること」です(いずれも『広辞苑』)。つまり、「身だしなみ」は相手のため、「おしゃれ」は自分のため、です。したがって、身だしなみについては相手が「どう感じるか」が重要であり、良し悪しを判断するのはあくまで「相手」なのです。

図表2　第一印象の重要性

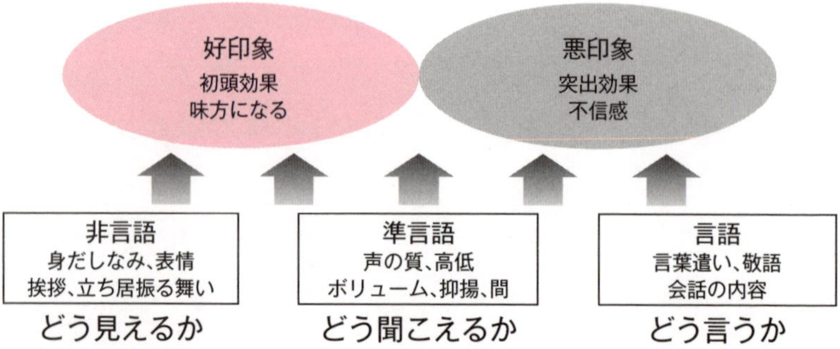

好印象
初頭効果
味方になる
悪印象
突出効果
不信感
非言語
身だしなみ、表情
挨拶、立ち居振る舞い
どう見えるか
準言語
声の質、高低
ボリューム、抑揚、間
どう聞こえるか
言語
言葉遣い、敬語
会話の内容
どう言うか

人間は、視覚（見る）、聴覚（聴く）、嗅覚（嗅ぐ）、味覚（味わう）、触覚（触る）の五感で情報を収集します。五感の中でも視覚の割合が圧倒的に高く、80％以上を占めています。

たとえば、相手に謝罪するときに、普段着で相手の自宅を訪問したとします。言葉でいくら「申し訳ございません」と言っても、相手は「何を言ったか」という言葉ではなく、「どう見えたか」「どう聞こえたか」という視覚、聴覚情報を重視して判断します。「本当に申し訳ない」という気持ちを伝えたい場合は、ジャケットを着る、ひげを剃るなど身だしなみを整えることも重要なのです。

「人を見かけで判断してはいけない」と言いますが、これは「人は見かけで判断されることが多いので、注意しなさい」という警告です。どんなに言葉遣いが丁寧であったとしても、制服がシワシワだったり汚れていたりすると不潔なイメージが定着してしまいます。

衛生面にはもっとも気をつけなくてはいけない医療機関において、一人でも不潔な人がいると全体の印象は悪くなり、患者さんは不安な気持ちになります。子どもから高齢者まで幅広い年齢の方が受診する医療機関では特に、幅広い年代の人に好感を与えるような身だしなみを心がけることが大切です。

ポイント 身だしなみ

①清潔感があること（相手に、清潔感を感じさせられるか）。
②長い髪は結び、動きに支障がない服装（制服）をしていること。
③控えめで落ち着いた印象を与えること。

■身だしなみのチェックポイント

[男性]

□髪は清潔か(フケ、寝癖はないか)。

□整髪料の臭いがきつくないか。

□ひげや鼻毛は伸びていないか。

□口臭はないか。

□耳は清潔か(掃除をしているか)。

□手は清潔か(手にメモをしていないか)。

□爪は短く切っているか。

□制服はシワ、シミがないか。

□靴下は破れていないか(臭いはないか)。

□スリッパやサンダルを履いていないか。

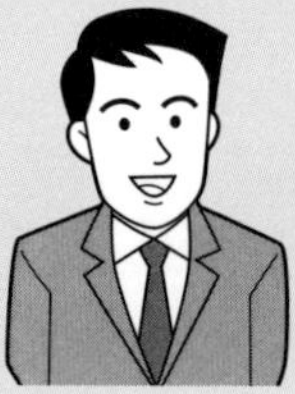

[女性]

□髪は清潔か(フケ、寝癖はないか)。

□長い髪は結んでいるか。

□前髪は目にかかっていないか。

□健康的に見えるように、薄化粧をしているか。

□口臭はないか。

□耳は清潔か(掃除をしているか)。

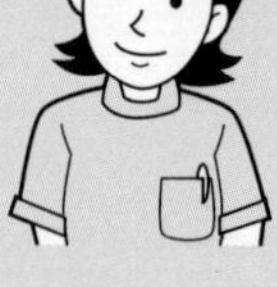

□手は清潔か(手にメモをしていないか)。

□爪は短く切っているか。

□制服はシワ、シミがないか。

□靴下は破れていないか(臭いはないか)。

□スリッパやサンダルを履いていないか。

□余分なアクセサリーをつけていないか。

＊喫煙者はタバコの臭いに注意

§2 患者さんに信頼される接遇のポイント2

表情

Q&A

Q. 表情は、なぜ大切なのでしょうか？

A. 表情は周りの雰囲気（環境）をつくります。一人でも不機嫌な顔をしていると周りの空気を乱します。

医療機関に行くと、「今週の目標：いつも笑顔で患者さんに接しましょう」という掲示物を見かけることがあります。具合が悪くて病院に行ったときに医療従事者が優しい笑顔で迎えてくれると、それだけで少し気分がよくなることもあるでしょう。痛みがひどい患者さんにはいたわる表情を、真剣に伝えるときにはキリッとした真面目な表情を、病気が快方に向かっているときには穏やかな優しい表情を……というように、相手の状況に合わせて表情をコントロールすることが必要です。

自分の顔は、自分で見ることができません。職場で不快な表情をしていると、周りに心配をかけ、影響を及ぼします。

一般的なサービス業では笑顔が大切だと言われますが、医療の現場では、笑顔を見せてはいけない場面もあります。相手の状況に合わせてコントロールする能力が必要なのです。

鉄仮面のように感情を表に出さずに、淡々と仕事をする人がプロ意識の高い人ではありません。人に接する仕事なので、笑顔は大切です。相手の気持ちを察して、不快感を与えない人こそがプロフェッショナルだと思います。

図表３　笑顔と不満顔の違い

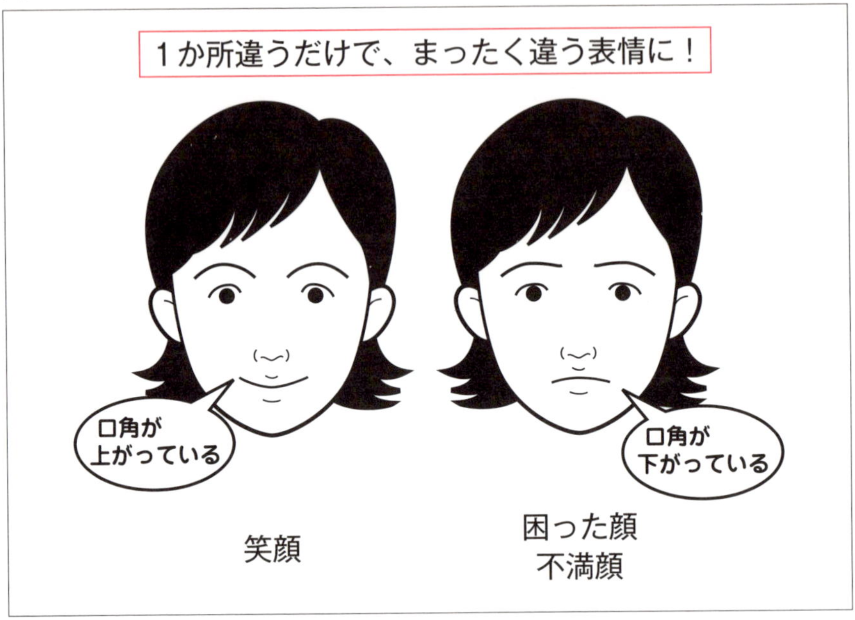
1か所違うだけで、まったく違う表情に！
口角が
上がっている
口角が
下がっている
笑顔
困った顔
不満顔

笑顔のポイントの1つは口角です。口角が上がっているか下がっているかで人の表情は180度違います(**図表３**)。割り箸をくわえて口角を上げるトレーニングをすることもありますが、表情筋には形状記憶装置がついているので、すぐに元に戻ってしまいます。こまめに鏡を見る環境と習慣が必要です。黙っているだけなのに、「どうしたの？怒っているの？」と言われたことがある人は要注意です。

笑顔のポイントでもう1つ大切なのは目の表情です。鼻から下を手で隠して(マスクをした状態)笑ってみてください。目が笑っていますか？赤ちゃんを見るときの顔を想像してください。目にも優しい表情が表れます。三日月のような目を見ると、つくり笑顔でないことがわかります。

「笑顔」はもともと「咲顔《えがお》」と書いていたそうです。「咲顔」とは、心の底から笑うこと指します。効率的に仕事をこなすことも大切ですが、自分の仕事だけに集中しすぎると表情は二の次になってしまいます。相手を大切な人と意識することで、表情も言葉も変わります。

■表情のチェックポイント

□職場で鏡を見ていますか？

□笑ったときには口角が上がり、目にも優しい表情が表れていますか？

□忙しさや不機嫌さが表情にでていませんか？

コラム 顔の筋トレを始めましょう！

どんなに優しい気持ちで患者さんに接したとしても、無表情では相手に伝わらず、誤解を受けたり、損をしたりしてしまいます。

表情をつくるのは顔の筋肉です。無表情でいればいるほど、筋肉を使わないわけですから、緩んで下がってしまうのは当たり前です。高い美容液を使うより、筋肉を鍛えることのほうが効果的です。

いずれも難しいトレーニングではありませんので、毎日、続けてみてください。

①まずは、客観的に自分の顔を見る

私は接遇研修の際、受講者の様子をビデオ撮影して、あとで皆で鑑賞するようにしています。自分を客観的に見る機会はあまりないので、この方法は効果的です。自分が思っている表情と、実際の表情とのギャップがよくわかります。

②口角を上げる

口角がキュッと上がっていると笑顔に見えます。心が疲れていて笑えない人には、強制的に人差し指でキュッと口角を上げてもらうトレーニングをしています。

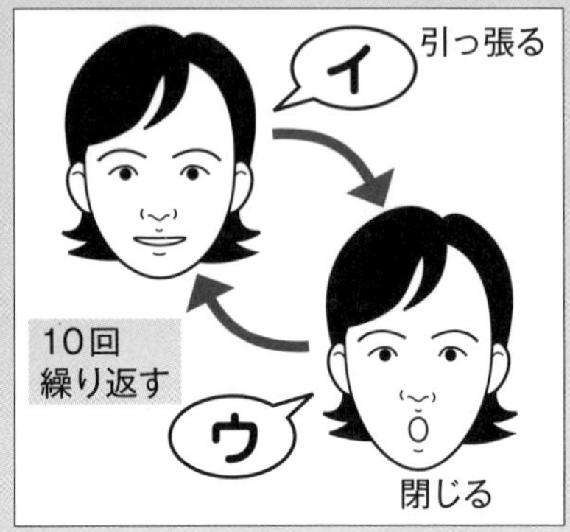

最初はゆっくり声を出しながら「イウイウ」と口を動かします。その次は倍速で「イウイウ」と思いっきり口角を「引っ張る、閉じる、引っ張る、閉じる」と動かす動作を10回くらい繰り返します。これらの動作は、鏡を見ながら行います。

③目をパッと開く

よい表情のポイントは、目がイキイキしていることです。目の周りの筋肉を動かしていないと、若年寄りのようなドヨーンとした表情になります。しっかり3秒間目をつぶり、思い切ってパッと開く——この動作を3回繰り返すトレーニングを、1日3回続けると、目が潤いイキイキしてきます。

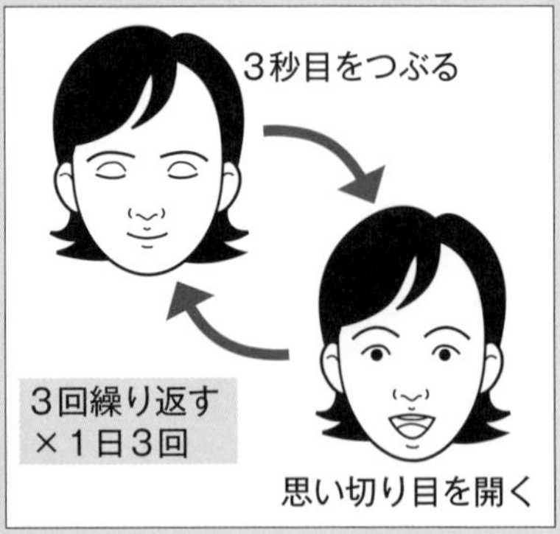

§2 患者さんに信頼される接遇のポイント3

挨拶

Q&A

Q. 挨拶は、なぜ大切なのでしょうか？

A. 挨拶は相手の存在を認めていると伝える行為です。良好な人間関係を築くためには、挨拶が欠かせません。

挨拶という漢字には、「心をひらいて、相手にせまる」という意味があります。昔々、まだ共通の言語を持たなかった原始時代の人たちにも、頭が大切な部分であるということはわかっていたようです。そこで、すれ違うときに、大切な頭を相手に差し出して、「私はあなたに抵抗しません」という意思を伝えていたことが、挨拶の起源とも言われています。

1　標語で伝えるあ･い･さ･つ

あ：明るく（愛を込めて）

い：いつでも（感情のコントロールが大切）

さ：先に（自分が先に挨拶することで緊張を解く）

つ：続けて一言（挨拶＋αが会話につながる）

「明るく」「爽やかに」「元気よく」「礼儀正しく」挨拶をすべきだということを頭ではわかっていても、中途半端にしかできていない……という人が8割くらいでしょう。別に暗いわけではないけれど明るくもなく、横着ではないけれど礼儀正しいわけではない。つまり、きちんと挨拶ができる人は、貴重な人財なのです。

新入職員のころは、失敗することもあります。そのときに、普段から礼儀正しい挨拶ができていると、大目に見てくれる場合もあります。作家・三島由紀夫の言葉を借りると「挨拶は身を守る鎧」なのです。

「たかがお辞儀、されどお辞儀」です。お辞儀は第一印象を左右する大切な要素です。「現場では忙しくて、なかなか丁寧なお辞儀ができません」という声も聞きますが、相手を大切な人だと思っていたら、自然に足は止まります。逆に言えば、相手をどうとらえるかという基本的な考え方が変わらなければ、お辞儀の形だけを練習しても表面的な対応にしかならないのです。

先日、廊下で患者さんとすれ違ったときに、自分から挨拶し声をかける医師を見かけました。挨拶だけでなく「調子はいいですか」「今日も暑いですね」という何気ない会話が、患者と医師とのよい人間関係をつくっていることがわかりました。

「自分から先に挨拶をする」という習慣が、病院を心地よい空間にすることは間違いありません。

ポイント 礼儀正しい挨拶

①立ち止まり、足をそろえる。

②身体の向きと視線を相手に向ける。

③表情は穏やかな笑顔。

④声を出してから礼をする。

⑤相手に届く大きさの声を出す。

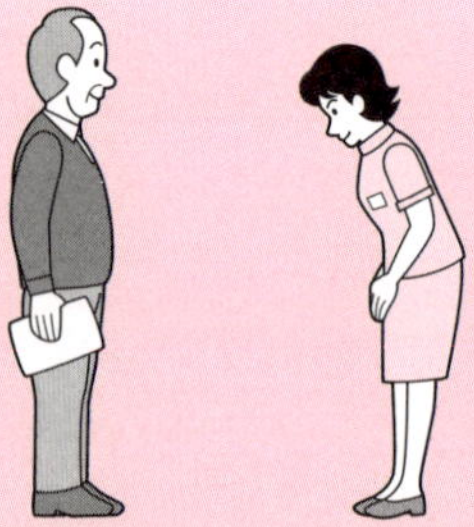

2　お辞儀の種類

お辞儀には、会釈（軽い挨拶）、敬礼（通常の挨拶）、最敬礼（かしこまった挨拶）のほかに、目礼（アイコンタクトで挨拶をする）などがあります。さまざまな場面に合ったお辞儀を使い分ける必要があります（**図表４**）。

図表４　会釈、敬礼、最敬礼の違い

	会　釈	**敬　礼**	**最敬礼**
深さ（角度）	15度	30度	45度
活用シーン	・入退室するとき ・通路ですれ違うとき 「失礼いたします」 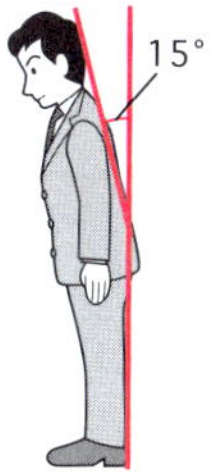 	・挨拶するとき 「おはようございます」 「いらっしゃいませ」 ・お礼を言うとき 「ありがとうございます」 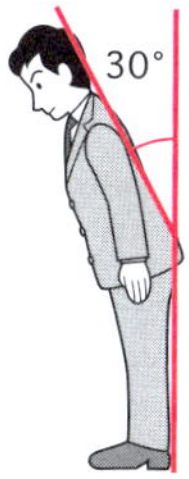 	・謝罪するとき 「誠に申し訳ございません」 ・深い感謝を表すとき 「本当にありがとうございました」 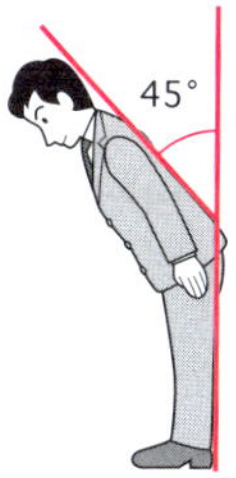

◆ シーン別の挨拶例

●患者さんへの挨拶

・検査や診察に時間がかかった日の翌日の来院

「おはようございます。昨日はお疲れになったのではないですか？お時間がかかって申し訳ありませんでした」

・久しぶりの来院

「こんにちは、お久しぶりですね。今日はどうなさいましたか？　お変わりありませんでしたか？」

・大雨の日の来院

「こんにちは。すごく降っていますね。どうぞ、こちらのタオルをお使いください」

※雨の日は、病院の入口や受付にタオルを用意しておくと、患者さんに喜ばれます。

●職場での挨拶

・遅刻をしたとき

「遅くなって申し訳ございません。大変ご迷惑をおかけしました」

※理由を述べるより先に、遅れたことを詫びましょう。

・先に帰るとき

「お先に失礼します」

※「ご苦労さま」「お疲れさま」は、上の人から下の人にかけるねぎらいの言葉。目上の人やお客様には使いません。

■挨拶のチェックポイント

□お辞儀の最初と最後にアイコンタクトをしていますか？

□相手の名前を呼んで、挨拶していますか？

□表情にも気をつけていますか？

§2 患者さんに信頼される接遇のポイント4

立ち居振る舞い（態度、動作）

Q&A

Q. 立ち居振る舞いは、なぜ大切なのでしょうか？

A. 言葉に出さなくても、その人の立ち居振る舞いを見れば、どのように思っているのかがだいたいわかるからです。

「立ち居振る舞い」のことを「立ち振る舞い」と思っている人が増えています。生活様式が変わり、畳に座る機会が少なくなったからでしょうか。

立ち居振る舞いは容姿の美しさだけでなく、仕事に対する真摯な姿勢や周りの人に対する心配りなど、その人の心や生き方が映し出されるものだと思います。

病院に行くと、待ち時間があります。私も待合室で自分の順番を待っているときに、医療従事者の態度、動作が気になります。歩く姿、立ち姿、一挙手一投足が見られていると言っても過言ではありません。

疲れた様子でため息をつきながらダラダラと歩いていたり、姿勢が悪かったりすると、病院全体の雰囲気も悪くなります。患者に対する誠意や思いやりも、態度で表さなければ相手には通じません。「見られている」という意識を持つことが、自分の気持ちを引き締め、相手に爽やかな印象を与えることにつながるでしょう。

ポイント 正しい姿勢

街を歩いているときに、ショーウィンドウに映った自分の姿を見て、がっかりしたことはありませんか。相手に好印象を与えるためにも、自分の健康のためにも、正しい姿勢は大切です。正面と横から見てチェックしましょう。

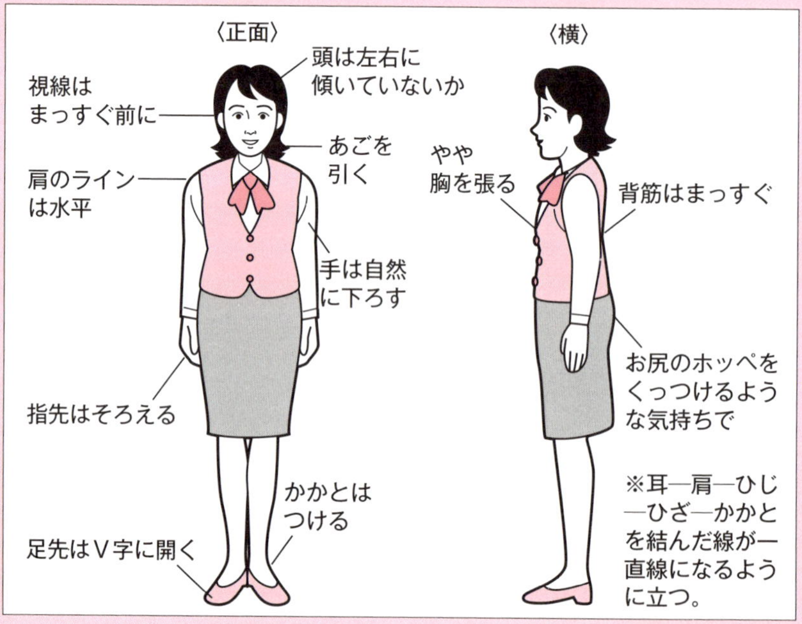
〈正面〉
〈横〉
頭は左右に傾いていないか
視線はまっすぐ前に
あごを引く
肩のラインは水平
手は自然に下ろす
指先はそろえる
かかとはつける
足先はV字に開く
やや胸を張る
背筋はまっすぐ
お尻のホッペをくっつけるような気持ちで
※耳―肩―ひじ―ひざ―かかとを結んだ線が一直線になるように立つ。

◆ シーン別の立ち居振る舞い例

●場所の案内

場所に迷って困っているときには、親切、丁寧に教えてほしいものです。

場所を聞かれたら、指をそろえ、手のひら全体で方向を示します。

指さしは禁止です。手のひらが上を向いていたり、指に力が入っていないと、だらしない印象を与えます。右側を指す場合は右手、左側を指す場合は左手で示します。最後に相手の目を見て、伝わったかどうか確認しましょう。

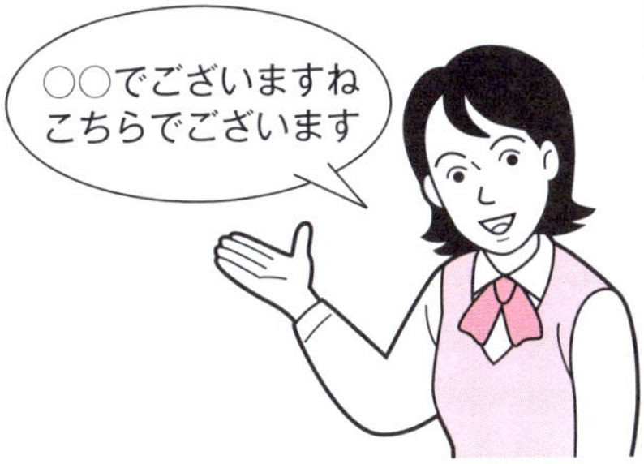

●物の受け渡し

いつも何気なく行っている、物を渡すという動作ですが、物と一緒に心も伝わります。相手を大切にしているか、ぞんざいにしているかが、物の受け渡しでわかりますので気をつけましょう。相手を思いやる心があれば、自然に形が整ってきます。

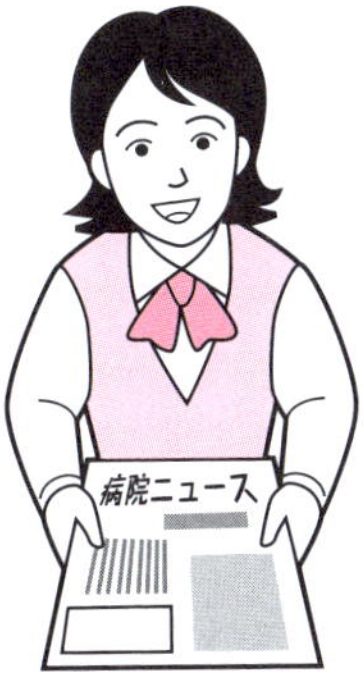

患者さんにパンフレットや書類を渡すときは、書類の向きを相手が読みやすい方向に向け、片手ではなく両手で持ちます。まず相手を見て、次に物を見て、最後に相手に視線を戻します。ゆるやかに弧を描くように、胸の位置で受け渡しを行います。

■立ち居振る舞いのチェックポイント

□常に背筋が伸びているか、意識をしていますか？

□患者さんと目の高さを合わせて、会話をしていますか？

□歩くときの音にも気をつけていますか？

§2　患者さんに信頼される接遇のポイント5

言葉遣い

Q&A

Q. 言葉遣いは、なぜ大切なのでしょうか？

A. 敬語を使うことで相手に敬意を表し、良好な人間関係を築くことができます。

仕事においては、相手との関係を意識した言葉遣いが必要です。

「言葉は心を表す」と言われます。イライラしているときは言葉も荒っぽくなり、相手に対する配慮を欠くことがあります。気をつけなくてはいけないのは、苦痛や不安のある患者さんに対する言葉遣いです。元気なときは気にならないようなことも、体調が悪いと敏感になります。

「親しさ」と「馴れ馴れしさ」は違います。たとえば、入院中の患者さんに「ご飯食べる？」と聞いたとします。家族がこのように言うのは問題ありませんが、医療従事者が家族のような言い方で患者さんに接することを許すと、どんどんエスカレートしてしまう危険があります。

医療サービスを提供して患者さんから報酬をいただいていることを考えると、いくら患者さんと親しくなったとしても、一定のラインを越えてはいけません。基本的に、患者さんとの会話の語尾には「です、ます」をつける必要があると考えます。

患者さんには、「ご飯を召し上がりますか？」というのが正式な言い方ですが、これではちょっと堅苦しいと相手が感じる場合は、「ご飯を食べますか？」と語尾に丁寧語の「です、ます」をつけるだけで、印象は変わります。

若手職員の言葉の乱れの原因の1つは、先輩職員の言葉が乱れていて、現場で指導ができていないことだと思います。職場全体で丁寧な言葉遣いを意識するだけでも違ってきます。言葉は気持ちも一緒に相手に届けるものだということを、改めて認識しましょう。

1　言葉遣いの三原則「優しく、易しく、美しく」

原則1：優しく

医療は人に接する仕事です。優しく言葉を響かせましょう。次の2つの方法を使えば、印象が大きく変わります。

①否定形は、肯定形＋代案

「できません」「わかりません」はサービス業ではNGワードです。

〔例〕

・「電話の取り次ぎはできますか？」

×「電話の取り次ぎはできません」

○「電話の取り次ぎはいたしかねますが、緊急の場合は可能です」

・「週末は外泊できますか？」

×「わかりません」

○「私ではわかりかねますので、看護師長に聞いてまいります」

②「お願い」「お断り」「禁止」は、クッション言葉＋依頼形

同じことでも、伝え方で随分印象が変わってきます。医療機関は患者さんに「〜してください」という言葉を使う機会が多い場所ですが、人間は本来、断定・命令されるより、自分の意思で行動することを好みます。

〔例〕

・「待合室でお待ちください」

⇒恐れ入りますが、待合室でお待ちいただけますか？

図表5　クッション言葉＋依頼形

クッション言葉	＋	依頼形
申し訳ございませんが、 恐れ入りますが、 お手数ですが、 恐縮ですが、	＋	～していただけますか？

原則2：易しく

子どもにも高齢者にもわかる、易しい言葉を選びましょう。専門用語・略語はできるだけ使わないように気をつけましょう。

①専門用語・略語に注意

〔例〕

・オペ⇒手術

・滴下を速くします⇒点滴の落ちる速度を速くします

・バイタルを測ります⇒体温、呼吸数、脈拍、血圧を測ります

・褥瘡予防のために、体位変換をします

⇒床ずれを防ぐために、身体を動かします

②あいまいな表現は具体的に

「ちょっと」「少し」「たぶん」はなるべく使わず、できるだけ具体的に伝えるようにしましょう。

〔例〕

・食事を温めてくるので、少しお待ちください

⇒お食事を温めてまいりますので、5分ほどお待ちいただけますか？

原則３：美しく

医療機関には、患者さんだけでなく、さまざまな立場の方が出入りします。社会人として、正しい敬語を使いこなしていますか。敬語を使っていても、使い方が間違っていると、相手を不快にする場合があります。まずは、**図表６**の敬語の公式をマスターすることです。医療機関特有の敬語の間違いもあるので、気をつけてください。

図表６　尊敬語・謙譲語の公式

尊敬語（主語は相手）	謙譲語（主語は自分）
1　動詞に「れる」「られる」をつけたもの ・書く → 書かれる 2　動詞に言葉を加えたもの 「お…になる」 「ご…なさる」 ・書く → お書きになる 3　動詞とまったく違う言葉に変えたもの（交換形式） ・言う → おっしゃる	1　動詞に言葉を加えたもの 「お（ご）…する」 「お（ご）…いたす」 ・書く → お書きする 2　動詞とまったく違う言葉に変えたもの（交換形式） ・言う → 申す

※これまで、敬語は「尊敬語・謙譲語・丁寧語」の３つに分ける考え方が一般的でしたが、文化審議会の国語分科会による2007（平成19）年「敬語の指針」の答申によると、「尊敬語・謙譲語1・謙譲語2・丁寧語・美化語」の５分類となりました。本書では以前の３つ分類で解説します。

敬語で難しいのは、尊敬語と謙譲語の使い分けです。尊敬語は動作・存在の主体を高め、話し手が敬意を表すものです。相手の動作を高めるので、動作の主語は相手（患者さんが、あなたが）になります。

「患者さんが書く」の場合、書くのは患者さんの動作なので、**図表６**の尊敬語の公式1を使うと「患者さんが書かれる」、公式2を使うと「患者さんがお書きになる」となります。なお、公式2、3を併せて使うと、より丁寧になります（「書く」には尊敬語の公式3はありません）。

謙譲語は動作（存在）の主体を低め、動作の客体または聞き手に話し手が敬意を表すものです。自分の動作につけて、自分の位置を低くすることで自然に相手を敬うので、動作の主語は自分（私が）になります。

「私が書く」は「私がお書きする」「私がお書きいたす」となります（「書く」には謙譲語の公式2はありません）。

「患者さんが言う」の場合は、主語が患者さんなので尊敬語の公式を使います。「患者さんが言われる」（公式1）より、「患者さんがおっしゃる」（公式3）を使うことで、より丁寧になります。

「私が言う」の場合は、自分が主語なので、謙譲語の公式を使い「私が申す、申し上げる」（公式3）となります。

図表7は、よく使う言葉の交換形式です。覚えておくと便利です。

図表7　よく使う言葉の交換形式

通常語	尊敬語	謙譲語
する	なさる	いたす
言う	おっしゃる	申す、申し上げる
見る	ご覧になる	拝見する
行く、来る	いらっしゃる、おいでになる お越しになる、みえる	伺う、参る
食べる	召し上がる	いただく
聞く	（お聞きになる　公式2）	伺う、承る

2　医療機関で多用される間違った言葉遣い

以前は、医療機関において、患者さんより医師を敬うような言葉遣いを多用していました。患者中心の医療が提唱されるようになり、改めた医療機関も多いようですが、まだ徹底されていません。経験が長い医療従事者が、間違った言葉遣いをしている場面も多く見られます。

〔例〕

・患者さんとの会話における、院内の役職者の呼び方

×「看護師長さん」「主任さん」「事務長さん」

○「看護師長」と役職名だけ、あるいは「看護師長の田中」と役職名プラス名前で呼ぶ。

・外部の人に対する、院長などの行動の伝え方

×「院長がお戻りになったら、連絡するようにお伝えします」

○「院長が戻りましたら、ご連絡するように申し伝えます」

・患者さんとの会話での、医師の呼び方

×「山田先生に確認してまいります」

○「医師（担当医、主治医）の山田に確認してまいります」：これが正解

○「先生に確認してまいります」：「先生」を社長や部長のような役職として使うならOK

■言葉遣いのチェックポイント

□患者さんとの会話では、語尾に「です、ます」をつけていますか？

□忙しくても丁寧な言葉遣いをするよう意識していますか？

□正しい言葉遣いができているか、お互いにチェックしていますか？

§3

SECTION

医療従事者に必要なコミュニケーションスキル

§3　医療従事者に必要なコミュニケーションスキル1

聴き方

1　患者さんが話したくなる聴き方

カウンセリングを学ぶときに、最初に「聞く」と「聴く」の違いについて学びます。「聞く」は、相手の言葉を音としてきくことです。英語では「hear」です。「聴く」は、相手の気持ちに沿ってきくことです。目と心を添えてききます。英語では「listen」です。人は本音と建て前を使い分けて生きていますが、本音をきく場合は、後者の「聴く」です。本音は、表情や態度にも表れるので、よく観察することが必要です。ほかにも「訊く」があります。こちらは情報収集のために、自分が知りたいことを質問しながらきくことを表します。

「傾聴」は、コミュニケーション手法の1つです。患者さんの話を丁寧に聴くことは、信頼を築くための基本です。医師が自分の価値観にとらわれることなく、患者さんが話したいことを、患者さんの価値観に沿って聴くことが、一番の治療になる場合もあります。

心理学者カール・ロジャースは、聴き手の「共感的理解」が患者さんとの信頼を深めると言っています。医療従事者なら誰でも、患者さんに接する際はカウンセラーのような心構えで接するべきでしょう。

ポイント 傾聴

①表情、しぐさ、姿勢、声のトーンなどの言葉以外の要素を、注意深く観察する。

②言葉によるメッセージに最後まで耳を傾け、理解する。
③言葉の背後にある感情も受け止め、共感を示す。

2 情報収集と傾聴の違い

医療従事者は患者さんによく質問をします。たとえば、症状、治療歴、既往症、アレルギーの有無、家族の既往歴、ほかにも睡眠時間、食事、運動、嗜好品などの生活習慣についての質問が挙げられます。これらは、病気を診断したり、次の行動を指示したりするために必要な質問です。情報収集は、医療従事者にとって重要な仕事の1つです。

しかし、いつも患者さんが病気の診断を求めて会話や相談をするわけではありません。自分の不安や漠然とした疑問に対する答えを、誰かに聴いてほしいだけの場合もあります。情報収集のための質問ばかりしていると、相手に質問攻めにされているような感じを与えることもあるので気をつけましょう。医療従事者は、患者さんが自分の話したいことを話せるように、聴くスキルを常に磨いておく必要があります。

■傾聴のチェックポイント

□相手が話しやすくなるような雰囲気づくりも必要です。椅子の角度、プライバシーを守る空間の確保など環境を整えていますか？
□どんな話でも、相手に関心を持って聴いていますか？
□うなずき、相づちを打ちながら、積極的に話を聴いていますか？
□途中で話をさえぎったり、話の腰を折ったりせず、最後まで聴いていますか？
□話を聴くときの表情にも気をつけていますか？

§3　医療従事者に必要なコミュニケーションスキル2

話し方とコミュニケーション

1　患者さんがきちんと聴いてくれる話し方

患者さんを一切見ず、パソコンの画面を見ながら無表情に病状を説明する医師がいます。電子カルテが導入されてからは、このような医師がますます増えているのではないでしょうか。

インフォームド・コンセントは単なる「説明と同意」という意味ではなく、「患者さんが今から受けようとする医療行為について、その目的や方法、予想される結果や危険性など、十分な説明を受けて、患者さんがよく理解したうえで、初めて同意する」という意味があります。もちろん、医師と患者さんとの間でコミュニケーションが取れており、信頼関係が構築されていることが前提です。

ポイント　話し方

①TPOに合った言葉遣いをする。

TPO（時間、場所、状況）と相手に合わせて言葉を選びましょう。

②相手の立場に立って話す。

医療の専門用語や略語は患者さんに理解できない場合が多いので、わかりやすい言葉に置き換えて話しましょう。

③威圧的な言葉は避ける。

「ダメ」「ムリ」「絶対に」「いけません」など、相手に強い印象を与え、押しつけるような言葉は使わないようにしましょう。

④話すときの姿勢、表情、声のトーン、ボリュームに気をつける。

どんなに丁寧に話したとしても、姿勢が悪いだけで印象が悪くなる場合があります。相手の目を見て、正しい姿勢で、はっきりした声で伝えましょう。

2 コミュニケーションの仕組み

コミュニケーションの仕組みは極めてシンプルです。大きく分けると、発信と受信の2つです。

図表8 コミュニケーションの仕組み

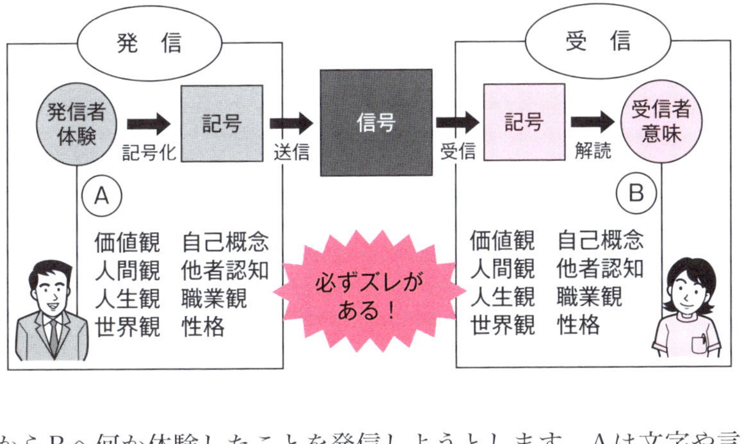

AからBへ何か体験したことを発信しようとします。Aは文字や言葉でBへ信号を送ります。Bは信号を受信して、文字や言葉を解読し、意味を考えます（**図表8**）。

このときにAとBが持っている、価値観、自己概念、人間観、他者認知、人生観、職業観、世界観、性格などがぴったり一致することは、まずありません（似ている場合はあるかもしれませんが……）。そこで、自分は伝えたつもりでも、相手が違うように受け取る可能性が生じるわけです。

コミュニケーションを取るときは、送り手と受け手の認識に必ずズレが生じます。このズレを最小限にするためには、復唱や確認を怠らず、こまめに行う必要があります。

これらは医療従事者と患者さんにも置き換えることができます。ズレを小さくするためには、対面のコミュニケーションがもっとも効果的です。

§4

SECTION

電話応対の基本

§4　電話応対の基本1

電話の受け方

電話応対の特徴は、相手が見えないことです。対面している場合は表情や動作が見えるので、相手が思っていることを理解しやすいのですが、電話では、相づちを打たなかったために相手を不快な気持ちにさせるなどの行き違いが起こる場合があります。

声の印象だけで相手に好印象を与えるのは、結構難しいことです。声にも表情があることを意識して、礼儀正しく誠意を持って応対することが大切です。特に患者さんや家族の方からの問い合わせには、丁寧に対応すべきです。「電話の応対が親切だったので受診しようと思った」という意見もよく聞きます。

電話の受け方の基本

ステップ1：ベルが鳴ったら、すぐに出る

ベルを3回以上鳴らした場合は、最初に「お待たせいたしました」と言って出ます。2回までに出るのが目安です。

「おはようございます。○○病院（受付）の△△でございます」

普段の会話よりトーンを高めにして、明るい声で出ます。病院名（所属部署）と名前を名乗るのが一般的ですが、病院名だけを伝えるように統一している病院もあります。

ステップ2：相手が名乗ったら、メモを取りながら聞き、復唱する

電話応対をする際は、ペンとメモを準備するのが鉄則です。

ステップ3：挨拶をする

患者さんや家族の方に「いつもお世話になっております」と挨拶される場合があります。自分自身は初対面の場合でも、「こちらこそ、お世話になっております」「いつもありがとうございます」と挨拶を返すのが一般的です。

ステップ4：名指し人に取り次ぐときは、名前を復唱して迅速に取り次ぐ

「○△でございますね。少々おまちくださいませ」

■電話の受け方のチェックポイント

□電話の第一声は統一されていますか？

□相手が名乗らない場合は、丁寧に名前を聞いていますか？

「失礼ですが、どちらさまでしょうか？」

□担当がわからないときは、たらい回しにならないように用件を確認して取り次いでいますか？

§4　電話応対の基本2

電話のかけ方

ステップ1：準備を整えて、電話をする

相手の所属、名前、電話番号を間違えないように確認して、用件をまとめてから電話をかけます。

ステップ2：相手が電話に出たら名乗り、簡単な挨拶をして、名指し人を伝える

「お世話になっております。私､○○病院の△△と申します。□□様いらっしゃいますか？」

ステップ3：名指し人が出たら、用件を簡単に伝え、「今、話してもよいか」を確認する

「○○の件で､お電話いたしました。今､(お話しても)よろしいでしょうか」

ステップ4：用件がすんだら､終わりの挨拶をして､静かに受話器を置く

■電話のかけ方のチェックポイント

□電話の応対は時間と費用がかかります。コスト意識を持って電話をしていますか？

□間違い電話をかけた場合は、きちんとお詫びをしていますか？

□電話を切るときに、フックを押して静かに切っていますか？

§4 電話応対の基本3

電話の取り次ぎ方

名指し人が不在のときの対応によって、その医療機関の接遇レベルがわかります。丁寧な対応を心がけましょう。

ポイント1：名指し人が不在であることを告げ、伝言などを聞き、戻ったら連絡するので、連絡先を聞いておく

「○○は外出しております。17時に戻る予定ですので、戻りましたらご連絡いたします。恐れ入りますが、ご連絡先を教えていただけますか」

ポイント2：連絡先を聞いたら、復唱する

聞き違いがないように復唱し、電話を受けた人の名前を伝えます。

「03-1234-5678ですね。○○が戻りましたら、確かに申し伝えます（言葉遣い注意！）。私、△△が承りました」

ポイント3：伝言を頼まれたときは、モレがないように聞き取る

・相手の所属、名前

・用件

・折り返しの連絡が必要か

・折り返す場合の連絡先

※伝言メモには、「誰に電話があったか」「電話があった日付・時刻」「対応した人の名前」も記入します。口頭で伝えると忘れることが多いので、必ずメモを作成しましょう。

■電話の取り次ぎのチェックポイント

□特に伝言がなくても、電話がかかってきたことを伝えていますか？

□伝言メモを机の上に置くだけでなく、不在の人が戻ったときに口頭でも伝えていますか？

□伝言を受けたときは、自分の名前を相手に伝えていますか？

§5 SECTION

医療機関の接遇事例

§5　医療機関の接遇事例1

身だしなみで組織がわかる

1　TPOに合った服装を

あるとき、医療・介護従事者対象の接遇セミナーの講師依頼を受け、ホテルで講演を行いました。19：00からだったので、ほとんどの参加者が仕事のあと、急いでお越しになりました。とても熱心に聞いてくださり、自然とこちらも、講演に熱が入りました。

しかし、いつも残念に思うのは、セミナー参加者の服装です。ホテルはオフィシャルな場所なので、ドレスコードがあります。いくら職場では制服に着替えるからといっても、ホテルでジャージ姿はNGでしょう。夕方、セミナーがあることは事前にわかっているのですから、着替えを準備することもできるはずです。

女性ではノースリーブやブーツ、男性では短パンや草履の方が散見されます。これらは遊びに行くときの服装です。高価な服を着る必要はありませんが、ホテルの雰囲気を乱さないようにきちんした服装をすることが必要です。スーツでなくても、襟つきのシャツを着たり、ジャケットを羽織るだけでも、相手にきちんとした印象を与えます。

セミナーにも、個人ではなく組織の代表として参加しているのです。服装を見ればどのような組織なのかが自ずとわかってしまいますので注意してください。

2 足元の身だしなみにも気をつけて

お客様に接するときは、頭から爪先まで身だしなみを整えるのが基本です。営業パーソンの研修を行うときは、「100点満点でなければ、人に会ってはいけません」というくらい細かいところまで厳しくチェックします。服装や髪型を整えることはもちろんですが、どんなに髪形や服装が決まっていても、靴が汚れていたら台なしです。

以前、看護師はナースシューズと呼ばれる、爪先と踵《かかと》が見える白いサンダルタイプの靴を履いていました。百貨店、ホテルなどのサービス業において、サンダル履きでお客様に接することはありません。医療機関でも、患者さんに接するときは、基本的に爪先と踵が見えない靴を履くべきです。

東日本大震災のときに、医療機関や介護施設も大きな被害を受けました。医療従事者としての使命は、自分の身を守り、患者・利用者を守ることです。地震や津波でガラスが割れて飛び散った状況の中で、サンダル履きのスタッフは思うように活動することができなかったそうです。このことを教訓に、スニーカータイプの靴を履くように統一した医療機関も多いと聞きます。

看護師は靴を着脱する機会が多いうえに、夜勤などで勤務時間が長くなると足が蒸れるので、サンダルタイプが便利だという意見もありますが、それは自分の都合です。スニーカータイプの靴は、針刺しなどの事故からも身を守ってくれます。

足元を見れば、プロ意識が高いか低いかを垣間見ることができるのです。

§5　医療機関の接遇事例2

マスクをしたまま「こんにちは」?!

数年前、ちょうど新型インフルエンザが流行したときに、病院で看護師対象の接遇研修の講師をしました。参加者は80名くらいでしたが、研修の間、全員がマスクを着用したままでした。演台から見た光景は忘れることができません。

医療従事者は感染症から身を守らなければなりません。病院では、自分がウイルスを飛散させないようにするのはもちろんのこと、感染予防のためのマスクも必要なのかもしれません。しかし、一般の社会ではお客様がいらっしゃったときには、マスクを外して応対するのがマナーです。マスクをすると口元が隠れて、表情がわからず、とても不安になるからです。咳が出る場合などは、最初に「申し訳ございません。咳が出るので、マスクをしたままで、よろしいですか」と一言断るとよいでしょう。

自分がほかの会社を訪問する場合も一緒です。マスクをしたまま受付で取り次ぎを依頼する営業パーソンはいません。たとえ移動中はマスクをしていたとしても、訪問する前には外します。

ある患者さんが「病院でマスクをしたまま応対されると『菌をうつさないで』と言われているような気がする」「マスクをしている医療従事者の声は、こもってしまうので聞き取りづらい」とおっしゃっていました。

花粉症、風邪が流行する時期には「感染予防のため、マスクをしたまま対応しています」と貼り紙をする医療機関も増えています。それでも、マスクをしたまま人と接することが、当たり前になってはいけません。基本的には患者さん以外のお客様と接するときは外したほうがよいでしょう。

最近は、医療機関で研修を行う際、司会者がマスクをつけたままの場合があります。大勢の人の前に立つときも、マスクを外すのがマナーです。

§5　医療機関の接遇事例3

取引業者に対する接客態度

接遇は、自分以外のすべての人に対して必要なものです。患者さんに対しては、感じよく挨拶をしたり、声をかけたりするのに、病院に出入りする取引業者に対しては、そっけない態度を取っている医療従事者を見かけます。心や身体が弱っている患者さんを大切にする気持ちはよくわかりますが、取引業者もお客様です。患者さんと同じように、大切に接することを忘れてはいけません。

接遇の基本は相手を尊重することであり、誰に対しても表裏のない態度で接することです(「おもてなし」には「表裏なし」という語源があります)。

仕事で関わるすべての人が、患者となる可能性があります。あなたの応対を見て、その組織を評価していると考えても過言ではありません。

感じの悪い応対をされたとき、人は嫌な感情を持ち、それを他人に話します。それが口コミです。良い噂より、悪い噂のほうが、拡がる速度は驚くほど速いものです。特にインターネットを利用した書き込みは、影響力があるので要注意です。

■業者対応のチェックポイント

□面会の約束のある業者を、受付で立たせたまま長時間待たせていませんか？

□メンテナンスの業者に対して、「早くしてよ」という態度で接していませんか？

□暑いときに重たい荷物を運んでくれた宅配業者に、ねぎらいの言葉をかけていますか？

§5　医療機関の接遇事例4

おもてなしの心を伝える

研修のために医療機関を訪問することがあります。担当者が玄関まで迎えにきてくださり、お茶をいただきながら、事前打ち合わせを行います。このように心地よく研修がスタートできると気分がよいものです。

研修会場のホワイトボードにはテーマと講師の名前が書かれ、教卓の上には水差し、コップ、おしぼりが準備されています。歓迎の気持ちが伝わり、うれしくなります。ときどき、教卓の上にペットボトルのお茶だけが置いてある場合がありますが、受講者の前でペットボトルに直接口をつけて飲む「ラッパ飲み」は気が引けるので、コップの用意があるとうれしいものです。教卓に1輪の季節の花が飾ってあると、「このようなおもてなしのできる病院だったら、患者さんに対しても細やかな心遣いができているにちがいない」と思います。

控え室でお茶を出すときは、お盆をテーブルに置いて、両手でお出しします。テーブルが低い場合、膝をつく人がいますが、ビジネスでのお茶出しでは、そこまでする必要はありません。かえって不衛生です。

お菓子とお茶を出す場合は、お菓子を先に左側、あとからお茶を右側に出します。急なお客様の場合も慌てないようにしましょう。

患者さんやご家族に自由に飲んでいただけるように、無料でお茶やコーヒーを飲むことができる機械を設置する医療機関も増えてきました。「一服して、ゆっくりなさってください」というおもてなしの心が伝わり、とてもよいことだと思います。

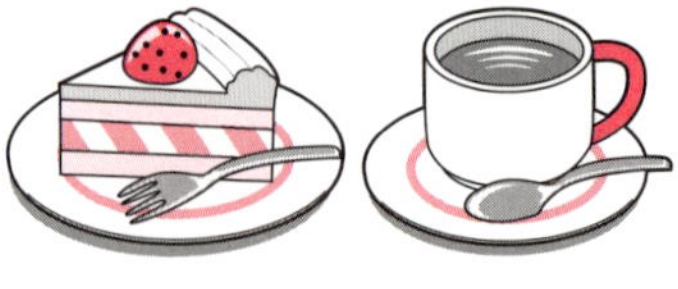

お茶（コーヒーなど）が右、お菓子（ケーキなど）が左

§5 医療機関の接遇事例5

訪問時の留意点

最近では病院に地域連携室が設置され、患者さんを紹介し合うなど、ほかの医療機関との交流が増えています。ほかの医療機関を訪問するときは、組織の代表として、マナーを守っていますか？　貴重な時間を相手と共有するわけですから、必ずアポイントを取ってから訪問しましょう。

訪問するときは、時間厳守です。1分でも遅れそうな場合は、遅れることを早めに相手に連絡しましょう。とにかく急いで到着しようと焦るよりも、1本の電話が効果的です。

できれば、約束より少し早めに到着し、身だしなみを整えてから訪問したいものです。初対面の方に合う場合は、名刺の準備も必要です。名刺は定期入れや財布に入れるのではなく、名刺入れを使いましょう。

ポイント 手土産の渡し方

①手土産は、正式な挨拶がすんでから渡します。

②多くの場合、品物を紙袋に入れて持参しますが、持ち運ぶときの埃よけでもあるため、紙袋から出して渡しましょう。風呂敷も同様です。

③不要になった紙袋は持ち帰るのが基本ですが、親しい間柄なら処分をお願いしても構いません。「恐れ入りますが、袋の処分をお願いしてもよろしいでしょうか」と言って、お渡しするとよいでしょう。

※急いでいるときやビジネスシーンでは、紙袋のまま渡したほうがよい場合もあります。そのときは、「紙袋のまま失礼いたします」と言葉を添えましょう。

§5　医療機関の接遇事例6

名刺交換はさりげなく

ビジネスにおいては、初対面の方に会う際、名刺は欠かせません。名刺を相手に渡すということは、「組織の代表としてお付き合いをします」という意思表示でもあります。

外部の勉強会などに参加したときも、忘れないように名刺を準備しましょう。ほかの受講者に名刺を渡して自己紹介するのがマナーです。

初対面の場合は、同時に名刺を出し合う同時交換を行います。名刺交換に慣れていないと、ぎこちなくなりがちですが、慣れればすぐにスマートにできるようになるでしょう。

ポイント 名刺同時交換の手順

①お互いに組織名とフルネームを名乗り、初対面の挨拶をします。

②名刺は相手が読みやすい方向に向けて右手で持ち、左手には名刺入れを持ちます。

③自分の名刺を右手で持ち、相手の名刺入れの上に置き、相手の名刺は左手で持っている自分の名刺入れの上で受け取ります。

④左手の名刺入れの上に受け取った名刺を、「頂戴いたします」と言って両手で持ちます。

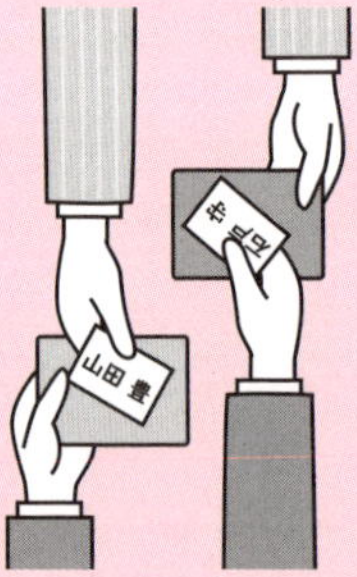

※名刺交換は必ず立って行います。
※いただいた名刺に、本人の目の前で書き込みをしないように注意。

§5 医療機関の接遇事例7

廊下、階段でのご案内

自分は慣れている病院内でも、初めての方にとっては迷路のように感じるかもしれません。相手を不安にさせず、迷わないようにご案内するために、声をかけながら誘導しましょう。

家族の入院などで荷物をたくさん持っている方には、「よろしければ、お手伝いしましょうか」と声をかける気遣いも必要です。

(1)廊下

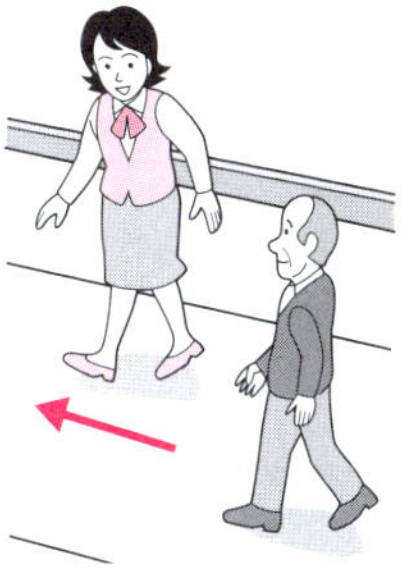

①お客様(患者さん、ご家族、取引業者など)に廊下の真ん中を歩いていただきましょう。案内者はお客様の2～3歩前を歩きます。歩くペースはお客様に合わせて、振り返りながらご案内します。

②曲がり角や段差がある場所の前では、「右に曲がります」「お足下にお気をつけください」と声をかけ、進む方向を手で指し示しながらご案内します。

(2)階段

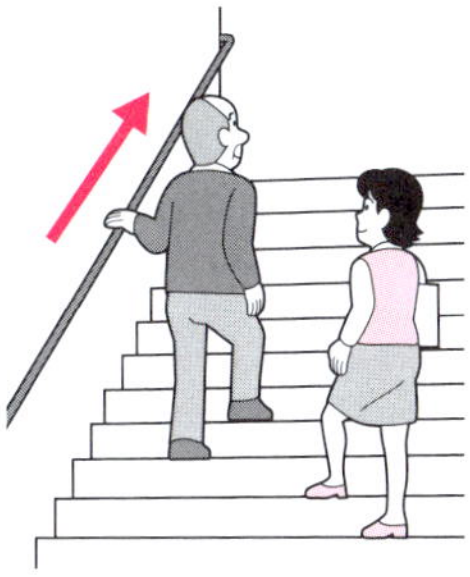

●昇るとき

お客様より高い位置にならないように、案内者は後ろからついて行きます。ただし、男性が女性を案内するときは、「お先に失礼します」と断って、先に昇るほうがスマートです。

●降りるとき

お客様より少し先に降ります。お客様のほうを振り返る気遣いを忘れないように。

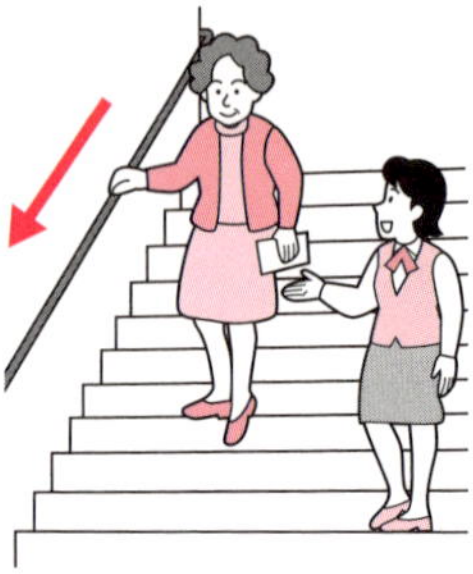

（3）すれ違うとき

患者さん、ご家族、取引業者などはすべてお客様と考え、病院内で人とすれ違うときは、職員から挨拶をしましょう。笑顔で会釈をするだけでも構いません。もし、顔見知りであればさらに一言、「調子はいかがですか」などと声をかけると印象はもっとよくなります。

§5　医療機関の接遇事例８

エレベーターでのマナー

病院は、体調が悪い人が治療に訪れる場所です。それなのに、重たいドアの開け閉めや、エレベーターのボタン操作まで患者さんが行っている光景をよく見かけます。患者さんやお客様に負担をかけないようにするには、どのようにすればよいのか、常に考えながら対応しましょう。

（１）エレベーターの乗り降り

●乗るとき

①安全にお客様をご案内することを最優先に考えます。自分が「お先に失礼します」と言って先に乗り、操作パネルの前に立ち、「開」のボタンを押し、扉を開けたまま「どうぞ」と言ってお客様に乗ってもらいます。

②エレベーターの中では、操作パネルの前に立ち、ほかの方が乗ってきたら、「何階ですか」と聞いてボタンを押します。

●降りるとき

目的の階についたら、「開」のボタンを押したまま、片手でドアを押さえ「こちらでございます」と言ってお客様に先に降りていただきます。

（２）エレベーターの上座・下座

乗り降りしやすいエレベーターの中央・奥が上座、操作パネルやドアの前は下座です。

お客様には上座①②の位置、案内者は下座③④の位置に立ちます（**図表９**）。

図表９　エレベーターの上座・下座

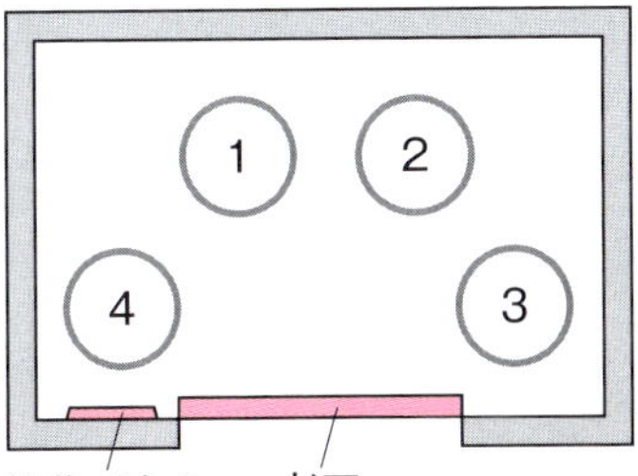

§5　医療機関の接遇事例9

メールのマナー違反に要注意

いまや、メールはビジネスを行ううえで欠かせないものです。伝達手段としてだけでなく、情報の保管、共有、交換と幅広く使われています。便利なツールですが、だからこそ、落とし穴があります。

若い世代の人はメールで何でもすませようとしますが、メールだけでなく、電話、手紙などを使い分けたほうがよい場合もあります。

便利なツールだからこそ、マナーを守って慎重に行いましょう。

図表10　メールのメリットとデメリット

メリット	デメリット
①いつでも自分の都合のよいタイミングで発信できる ②履歴が証拠として残る ③一度に複数の相手に同時に送信できる	①相手がすぐに読んでくれるとは限らない ⇒急ぎの場合は電話を併用 ②文字だけの伝達なので、誤解を与えることがある

ポイント　メールの基本的なマナー

メールの誤字・脱字、文章力、返信のスピードなどから、会社やその人の仕事のレベル、相手に対する配慮がわかるので、怠ってはいけません。

①件名は具体的に書きましょう。

〔例〕　件名「ご連絡」⇒件名「9/2の打ち合わせ時刻のご連絡」

②最後に必ず署名をつけましょう。メールアドレスだけ見ても、誰からのメールかわからない場合があります。

③必要以上に開封確認要求をつけないようにしましょう。

おわりに

15年前、私は初めて医療機関で接遇研修を行いました。そのときは、すべての医療従事者が接遇の考え方を受け入れてくれたとは感じられませんでした。私の伝え方も未熟だったからだと思います。

医療・介護の現場の接遇に大きな変化を感じたのは、2000(平成12)年4月に介護保険制度が施行されてからです。介護サービスを提供する事業体においては、それに関わる人の資質がサービスの質に大きく影響するからでしょう。これは医療も同じです。

個人の資質に頼るのではなく、患者・利用者満足度を向上させるために組織内に接遇委員会、改善委員会などをつくり、自分たちで工夫をしながら接遇トレーニングを行う医療機関も増えました。このことは、患者さんにとっても喜ばしいことです。

元来、医療職を志す方は、心優しく、人の役に立ちたいという気持ちの強い方が多いと感じます。この強い意思があるからこそ、医療という過酷な現場で仕事ができるのでしょう。

ハードな仕事を行いながらも、患者さんに笑顔を忘れずに接して、常に気遣う言葉をかけてくださる医療従事者の姿に、多くの患者さんが元気づけられました。実は私もその一人です。子どもが高熱を出して小児科に駆け込んだときに「大変でしたね。もう大丈夫ですよ」と励ましてくれたり、風邪をこじらせて受診したときに「お仕事をしていると、なかなかゆっくり休めないですね」と声をかけてくれたことは、うれしい経験として今でも心に残っています。

医療従事者の態度や優しい言葉が患者さんを幸せな気持ちにさせ、患者さんの「ありがとう」が医療従事者に働く喜びをもたらします。このことは、職員の定着率を高め、定着率が高くなるとサービスの質が向上し、サービスの質の向上は患者さんに還元され、多くの患者さんに受診いただけば、病院経営も安定する、というよい循環をもたらします。

ある看護師さんが、「接遇について学んだことで、患者さんに接するときだけでなく、家族に接するときも、対応に気をつけるようになりました。ちょっと相手を気遣うだけで、自分が幸せな気分になれるし、家の中が明るくなりました」とおっしゃっていました。患者さんだけでなく、自分の周り人、一番身近な家族をも幸せにできる接遇ですが、特別なことを行う必要はありません。自分だけに向いている矢印を、少しだけ相手に向けて、他人への気遣いを心がけることで接遇力は磨かれます。

患者さんは病院で過剰なもてなしを受けたいわけではありません。まずは、病気を治してほしいと考え、そのために医療従事者に症状を訴えます。医療従事者にとって、患者さんとのコミュニケーションは欠かせません。治療に必要な情報を得るためには、患者さんからの信頼が必要であり、信頼を得るためには、接遇が不可欠になります。患者さんとのコミュニケーションの質が医療の質にも深く関わってくるのです。

「接遇向上には、外部のプロフェッショナルの力が必要」とおっしゃる病院経営者も増えており、改善点について医療従事者の皆様と一緒に考え、効果が現れると一緒に喜ぶ毎日です。個人と組織の成長のためにも、医療という崇高な仕事に誇りを持って携わるためにも、接遇は重要です。本冊子は、タイトルどおり「今すぐできること」を中心に執筆しました。医療従事者の皆様のお役に立つことができれば幸甚に思います。

2013年11月

白梅 英子

MEMO

医療経営ブックレット
医療経営士のための現場力アップシリーズ⑦
今すぐできる！　患者が集まる接遇術

2013年11月20日　第1版第1刷発行

著　者　白梅　英子
発行者　林　諄
発行所　株式会社 日本医療企画
〒101-0033　東京都千代田区神田岩本町4-14
神田平成ビル
TEL 03(3256)2861(代表)
FAX 03(3256)2865
http://www.jmp.co.jp/
印刷所　図書印刷株式会社
表紙画像 © Belkin & Co - Fotolia.com

ISBN978-4-86439-219-8 C3034　
（定価は表紙に表示しています）